安心して「インスリンポンプ」を使用するためのエッセンス

イラストと写真で分かりやすい！

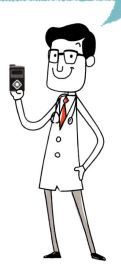

小出 景子 ／ 池田 富貴 ／ 辻野 大助 ／ 鈴木 亮

メディカル・ジャーナル社

著者
小出 景子	永寿総合病院 糖尿病臨床研究センター センター長補佐
池田 富貴	順天堂大学大学院医学研究科 代謝内分泌内科学 准教授
辻野 大助	東京慈恵会医科大学 糖尿病・代謝・内分泌内科 講師
鈴木　亮	東京医科大学 糖尿病・代謝・内分泌内科 准教授

編集協力
高橋　紘	東京慈恵会医科大学 糖尿病・代謝・内分泌内科 助教

監修
門脇　孝	東京大学大学院医学系研究科 糖尿病・生活習慣病予防講座 特任教授 / 帝京大学医学部附属溝口病院 病態栄養学講座 常勤客員教授
渥美 義仁	永寿総合病院 糖尿病臨床研究センター センター長
綿田 裕孝	順天堂大学大学院医学研究科 代謝内分泌内科学 教授
西村 理明	東京慈恵会医科大学 糖尿病・代謝・内分泌内科 教授

利益相反に関して

本書の著者・編集協力者・監修者と、日本メドトロニック株式会社との間の経済的関係について、下記の内容にて過去3年間（2015年1月1日～2017年12月31日）の利益相反状況の申告を得た。

［利益相反開示項目］
1. 上記企業が支払った年間の講演料が合計50万円以上である。
2. 上記企業が支払った年間の執筆料、監修料、高閲料の合計が50万円以上である。
3. 医学系研究に対して上記企業が提供した研究費の総額が年間100万円以上である。
4. 上記企業が提供する奨学（奨励）寄付金において、申告者が使途を決定し得る寄付金の総額が年間100万円以上である。
5. 上記企業が提供する寄付講座に申告者が所属している場合、申告者が使途を決定し得る寄付金の総額が年間100万円以上である。
6. 上記企業からの研究とは直接関係のない贈答品、旅費などの提供において、年間の総額が5万円以上である。

氏名	利益相反
小出 景子	上記1～6該当なし
池田 富貴	上記1～6該当なし
辻野 大助	上記1～6該当なし
鈴木　亮	上記1～6該当なし
高橋　紘	上記1～6該当なし
門脇　孝	上記1～6該当なし
渥美 義仁	上記1～6該当なし
綿田 裕孝	上記1～6該当なし
西村 理明	上記1該当あり、上記2～6該当なし

本書の著者・編集協力者・監修者は、本書の内容に関して、糖尿病医療の専門家あるいは専門医として、科学的および医学的公正さと妥当性を担保し、糖尿病の診療レベルの向上、対象患者のQOLの向上を旨として執筆および編集作業を行なった。

はじめに

トラブルを安心安全へつなげたい

　糖尿病の治療環境は、新しい治療薬の登場、チーム医療や合併症領域での連携が進んだことに加えて、テクノロジーの進歩により急速に変貌しています。本書が扱うインスリンポンプ療法も、ポンプ駆動は精緻化し、注入パターンは多彩になり、皮下グルコース連続測定の精度は高まり、通信やデータ処理は高度化するなど、日々進歩しています。これらの進歩は、1型糖尿病患者さんを中心としたインスリンポンプを使用している方々に、血糖コントロールの改善と低血糖や高血糖のリスク軽減をもたらしています。わが国でも、多くの機器がCGM付きインスリンポンプ（SAP）の普及と同時に日本語表示となり、インスリンポンプ療法の効果と安全性は高まっています。一方、システムは複雑となり、使用する患者さんと指導者の学習量は増え、せっかく備わっている安全機構もオフとされ、リスク軽減に活かされない場合もあるなど課題は少なくありません。さらに、医療費の負担や、個人情報の管理なども乗り越えるべき課題となっています。

　本書で主に解説している日々発生するポンプ関連のトラブルは、システムの複雑化に伴い医療機関で対応することが難しくなってきています。ポンプ関連のトラブルは、患者さんの不安を招き、安全も損なう可能性があります。しかも、24時間応えるのはより困難です。

　このようなポンプ関連のトラブルを解決して、安心安全な使用につなげられないかと考え、2016年に小出景子、池田富貴、辻野大助、鈴木亮が立ち上げたSCC（SAP、CSII、CGM）研究会で本書の原案となる冊子の作成に取り掛かりました。まず、各施設でのポンプ関連の相談案件を集め、インスリンポンプの製造元企業の相談コーナーに寄せられるトラブルも収集しました。その上で、重要性や頻度などから優先順位も考慮して指導内容をまとめ、インスリンポンプ指導に活かせる冊子を作ろうと進めて参りました。また、東京慈恵会医科大学附属病院で使用中の「救急外来用インスリンポンプ対応マニュアル」＊をもとに、各施設で活用いただける内容に編集して追加しました。このように作成を進めるうちに、本書を出版することになりました。

　本書が、インスリンポンプを必要とする患者さんと、インスリンポンプ療法を指導する医療者のみなさんのトラブル対策にお役立ていただけることを願っています。

＊「第4章 救急外来用インスリンポンプ対応マニュアル例」は、ダウンロードすることができますので、ご活用下さい。ダウンロードの方法等については、vページの資料ダウンロードの案内をご参照ください。

　最後に、本書を発行するにあたり、SCC研究会顧問の門脇孝先生、渥美義仁先生、綿田裕孝先生、西村理明先生、ならびにご協力頂いた日本メドトロニック株式会社の皆さんに謝辞を申し上げます。

2018年6月吉日

小出 景子
池田 富貴
辻野 大助
鈴木 亮

目次

第1章 インスリンポンプとCGM … 1
1. インスリン療法とインスリンポンプ療法 … 2
2. インスリンポンプやCGMを使用している人 … 5
3. インスリンポンプの機器概要 … 6
   1）インスリンポンプと付属品・消耗品 … 6
      ① ミニメド600シリーズ … 6
      ② パラダイム インスリンポンプ722 … 10
   2）ミニメド600シリーズ各部の名称と役割 … 12
   3）ミニメド600シリーズのホーム画面とステータスアイコン … 13

第2章 使い始めのトラブルと質問 〜 医療スタッフ編 〜 … 15
1. 注入セットの装着・留置 … 16
2. CGMの装着・留置 … 20
3. 機器の操作 … 24
4. 較正 … 25
5. グルコース対応 … 25
6. 機器の作動 … 32
7. 機器・付属品のメンテナンス … 35
8. 不注意な取り扱い … 36
9. 破損 … 36
10. 紛失 … 37
11. 外出先での取り扱い … 38

第3章 ミニメド620G/640Gで発生頻度が高いエラー（アラーム・アラート）と対処方法 〜 患者さん編 〜 … 39
1. アラーム・アラート・メッセージ … 40
2. インスリンポンプに関して発生頻度が高いアラーム・アラート … 41
   1）リザーバ残量低下 … 41
   2）インスリン注入遮断 … 41
   3）電源エラー検出 … 43
   4）要電池交換 … 43
   5）ポンプ電池残量低下 … 44
   6）電源停止 … 44
   7）ボーラス未注入 … 45
   8）カニューレ充填？ … 46
   9）ポンプエラー … 46

10）重大なポンプエラー ……………………………………………………… 46
　　　11）タイマー …………………………………………………………………… 47
　3．CGM に関して発生頻度が高いアラート ………………………………………… 47
　　　1）要較正 ………………………………………………………………………… 47
　　　2）較正許容範囲外 ……………………………………………………………… 47
　　　3）較正期限 ……………………………………………………………………… 48
　　　4）要センサ交換 ………………………………………………………………… 48
　　　5）グルコース値なし …………………………………………………………… 49
　　　6）トランスミッタ電池枯渇 …………………………………………………… 49
　　　7）センサ信号中断 ……………………………………………………………… 49
　　　8）センサ信号なし ……………………………………………………………… 50
　　　9）高グルコース ………………………………………………………………… 50
　　　10）低グルコース ………………………………………………………………… 50
　　　11）高グルコース予測 …………………………………………………………… 51
　　　12）低グルコース予測 …………………………………………………………… 51
　　　13）上昇アラート ………………………………………………………………… 51
　　　14）低下アラート ………………………………………………………………… 52

第4章 救急外来用インスリンポンプ対応マニュアル例 ……………… 53

SCC（SAP、CSII、CGM）研究会の紹介 …………………………………………… 56

索引 ………………………………………………………………………………………… 57

資料ダウンロードのご案内

「救急外来用インスリンポンプ対応マニュアル」は下記 URL よりダウンロードすることができます。

URL：www.insulinpump.site
ID　　insulinpump
パスワード　Bu4Zek5Y

〈ご使用に際して〉
上記ダウンロードサービスの対象は、本書を購入された方に限ります。
ID とパスワード、データを第三者に配布することはお控えください。
転載を希望される場合には、（株）メディカル・ジャーナル社編集制作部
（TEL：03-6264-9721、info@medicaljournal.co.jp）まで転載許可をお申し出ください。
ダウンロードした資料をもとに作成された制作物につきましては、当社は一切の責任を負いかねます。

第1章
インスリンポンプとCGM

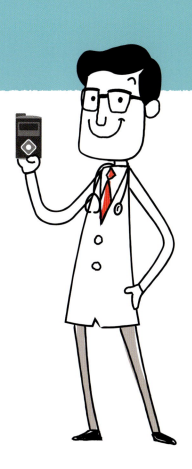

第1章　インスリンポンプとCGM

1．インスリン療法とインスリンポンプ療法

　インスリンは血糖値を直接的に下げることができる唯一のホルモンです。膵臓からのインスリン分泌は、24時間ほぼ一定量が出続ける基礎分泌と食事などの血糖値の上昇に対応して出る追加分泌があります（図1）。糖尿病の患者さんではインスリンの分泌が低下しています（図1）ので、このような生理的なインスリン分泌に近づくよう、インスリン製剤を使ってインスリンを補充します。

　インスリンの補充方法には、注射器を使用する方法（インスリン注射療法）と携帯型の医療機器（ポータブル型のインスリンポンプ：以下、インスリンポンプまたはポンプ）を使用する方法（インスリンポンプ療法とSAP療法）があります。

a. インスリン注射療法

　ペン型注射器を使用して、自分で一日に数回インスリンを注射する方法です（図2）。この時使用するインスリン製剤には、超速効型インスリン、速効型インスリン、持効型溶解インスリン、混合型インスリン、配合溶解インスリン、中間型インスリンの6種類があります。

　インスリン注射療法には、インスリン製剤の注射回数や組み合わせなどにより、BOT*（basal supported oral therapy）、BBT（basal bolus therapy）などがあります。

*日本糖尿病学会（JDS）では用いない用語ですが、一般化しているため記載しています。

b. インスリンポンプ療法

　インスリンポンプを使用して、持続的にインスリンを注入する方法（図3）で、CSII（continuous subcutaneous insulin infusion：持続皮下インスリン注入）と言われることもあります。

　インスリン製剤は主に超速効型インスリンを使用します。

c. SAP（sensor augmented pump）療法

　パーソナルCGM（continuous glucose monitoring：持続血糖モニター）機能を搭載したインスリンポンプを使用して、センサグルコース値を連続的にモニターしながら持続的に超速効型インスリンを注入する方法（図3）で、インスリンポンプ療法の一種です。

第1章　インスリンポンプとCGM

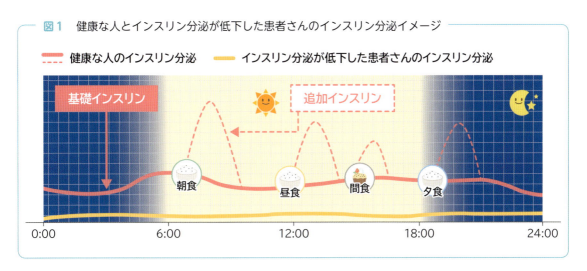

図1　健康な人とインスリン分泌が低下した患者さんのインスリン分泌イメージ

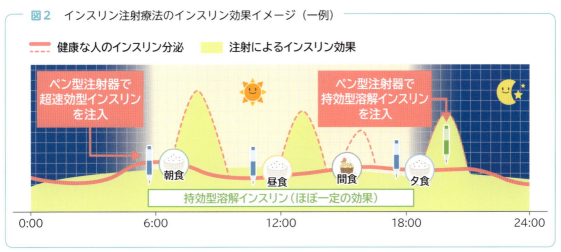

図2　インスリン注射療法のインスリン効果イメージ（一例）

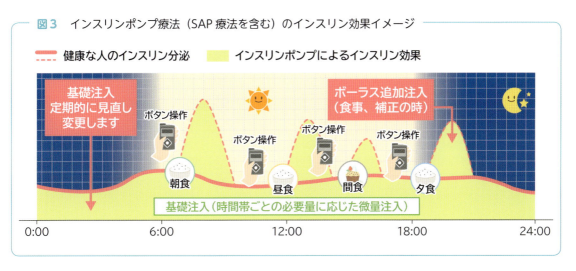

図3　インスリンポンプ療法（SAP療法を含む）のインスリン効果イメージ

第1章　インスリンポンプとCGM

血糖値とセンサグルコース値

　グルコースは血液中から皮下組織の間質液中に移動します。SMBG（self-monitoring of blood glucose：血糖自己測定）では、血液中のグルコース濃度を測定します。グルコースセンサでは、皮下組織の細胞を取り巻く間質液と呼ばれる体液中のグルコース濃度を測定します（図4）。グルコースが体内でこのように移動するため、SMBG値とセンサが測定したグルコース値（以下、センサグルコース値）は近い値を示すことが確認されていますが、完全に一致するわけではありません。センサグルコース値は定期的にSMBGの値で較正することにより、血糖変動を反映するように設計されています。血糖安定時には血糖値とセンサグルコース値は近い値ですが、血糖値の上昇時と下降時には誤差が生じやすくなりますので、この点は注意が必要です（表1）。

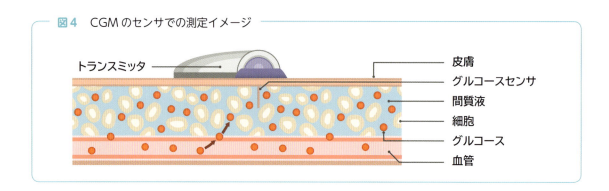

図4　CGMのセンサでの測定イメージ

表1　血糖値とセンサグルコース値の示す傾向

血糖値が安定しているとき	センサグルコース値　≒　血糖値
血糖値が上昇しているとき	センサグルコース値　＜　血糖値
血糖値が下降しているとき	センサグルコース値　＞　血糖値

2．インスリンポンプや CGM を使用している人

　主に１型糖尿病の患者さんがインスリンポンプや CGM を使用していますが、２型糖尿病の患者さんの中にも使用している方はいらっしゃいます。

　１型糖尿病には、自己免疫反応の異常やウイルス感染により膵β細胞が破壊・消失し、インスリンの合成や分泌ができなくなり、インスリン作用が不足してしまう自己免疫性と、原因不明の特発性があります。いずれの場合も、インスリンが絶対的に欠乏するため、インスリン療法が必要になります。小児から思春期に発症することが多いですが、中高年で発症することもあり、いずれも肥満とは関係がありません。

　２型糖尿病患者さんでは、インスリン分泌が著しく低下した方や、妊娠を計画中もしくは妊娠中の方が使用することもあります。

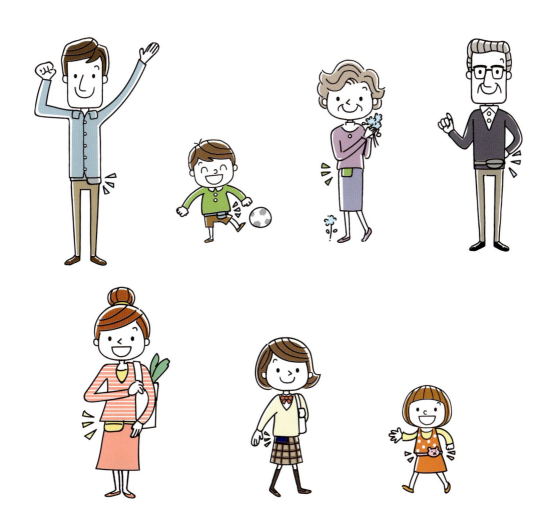

第 1 章　インスリンポンプと CGM

3．インスリンポンプの機器概要

　2018 年 6 月現在、日本で使用されているインスリンポンプには、主に日本メドトロニック社製の、ミニメド 620G システムとミニメド 640G システム（以下、ミニメド 600 シリーズ）、パラダイム インスリンポンプ 722 があります。ミニメド 600 シリーズとパラダイム インスリンポンプ 722 の本体、付属品と消耗品について解説します。

1）インスリンポンプと付属品・消耗品

①ミニメド 600 シリーズ

[本体]

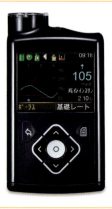

[付属品]

名　　称	説　　明
ベルトクリップ	インスリンポンプをベルトに取り付けるために使用します。また、ベルトクリップの先端で、インスリンポンプの電池収納部を開けることができます。
アクティビティガード	スポーツをする機会が多い場合や子供に使用します。アクティビティガードを使用することで、リザーバの回転やインスリンポンプからの外れを防ぎます。

第 1 章　インスリンポンプと CGM

名　称	説　明
クイックサータ 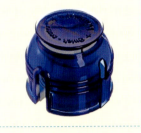	カニューレの挿入を補助するために使用します。 クイックセットを使用する場合には、クイックサータまたはミニメドクイックサータを使用します。シルエットを使用する場合には、シルサータを使用することがあります。
ミニメドクイックサータ 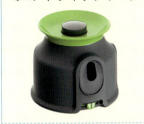	
シルサータ 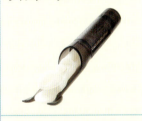	
スキンズ 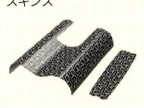	インスリンポンプの外観を患者さんの好みに合わせて変えるために使用する装飾用カバーです。インスリンポンプの裏面とベルトクリップの表面にスキンズが取り付けられるよう設計されています。スキンズは表面に傷が付かないように保護する役割もあります。

［消耗品］

名　称	説　明
リザーバ 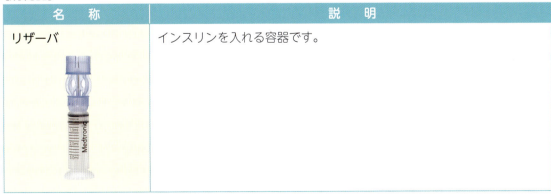	インスリンを入れる容器です。

第 1 章　インスリンポンプと CGM

名　称	説　明
カニューレ	カニューレはクイックセットとシルエットの 2 種類から選べます。
・クイックセット	クイックセットは垂直刺しタイプです。
・シルエット	シルエットは斜め刺しタイプで、シルサータを使わず装着することもできます。
アルコール綿	インスリンのバイアルにリザーバを取り付ける前に、バイアルの装着部分を消毒するときに使用します。 また、穿刺部位を消毒するときにも使用します。
インスリン	超速効型インスリンを使用します。
単 3 電池	日本工業規格（JIS）のリチウム電池、アルカリ電池、ニッケル水素充電池が使用可能です。マンガン電池は使用しないでください。 別途購入が必要です。

第1章　インスリンポンプとCGM

[CGM 関連]

名　称	説　明
エンライトセンサ	皮下のグルコース値を測定します。
トランスミッタ	エンライトセンサに接続されると、使用中のインスリンポンプにセンサグルコース値を送信します。
エンライトサータ	エンライトセンサを装着するために使用します。
トランスミッタ充電器	トランスミッタを充電します。単4電池1個で稼動します。
テストプラグ	トランスミッタの作動確認および洗浄時に使用します。

第 1 章　インスリンポンプと CGM

②**パラダイム インスリンポンプ 722**

[本体]

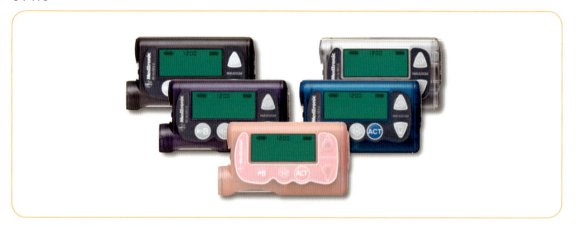

[付属品]

名　　称	説　　明
クイックサータ	カニューレの挿入を補助するために使用します。 クイックセットを使用する場合には、クイックサータまたはミニメドクイックサータを使用します。シルエットを使用する場合には、シルサータを使用することがあります。
ミニメドクイックサータ	
シルサータ	

第1章　インスリンポンプとCGM

[消耗品]

名　　称	説　　明
パラダイムリザーバ	インスリンを入れる容器です。
カニューレ	カニューレはクイックセットとシルエットの2種類から選べます。
・パラダイム用クイックセット	クイックセットは垂直刺しタイプです。
・パラダイム用シルエット	シルエットは斜め刺しタイプで、シルサータを使わず装着することもできます。
アルコール綿	インスリンのバイアルにリザーバを取り付ける前に、バイアルの装着部分を消毒するときに使用します。 また、穿刺部位を消毒するときにも使用します。
インスリン	超速効型インスリンを使用します。
単4アルカリ電池	電池を交換するときには硬貨が必要です。

第1章　インスリンポンプとCGM

2）ミニメド600シリーズ各部の名称と役割

［本体各部］

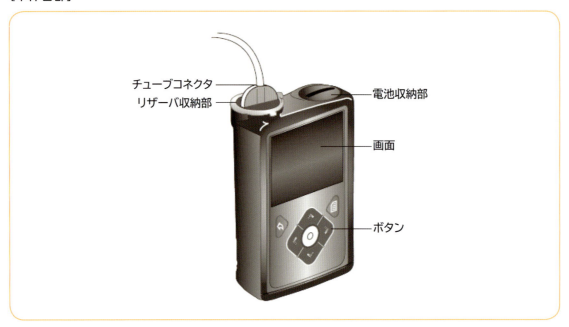

［ボタンとライト］

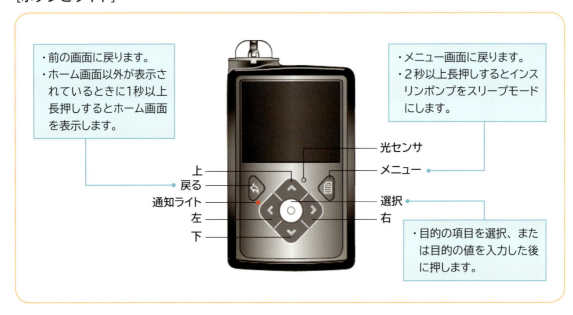

3）ミニメド 600 シリーズのホーム画面とステータスアイコン

［ホーム画面］

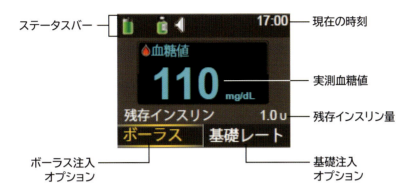

ステータスバー	インスリンポンプシステムの状態を示すアイコンが表示されます。
現在の時刻	現在の時刻が表示されます。
実測血糖値	実測血糖値を手動で入力した場合は、ホーム画面に実測血糖値が12分間表示されます。 ミニメド 640G システムでは、互換性のある血糖自己測定器（コントアネクスト® Link2.4）から実測血糖値を取得することができます。
残存インスリン量	ボーラスインスリンのうち、血糖値を下げる効果が持続しているとインスリンポンプが推定した量が表示されます。
ボーラス	ボーラス注入オプションに移動して、ボーラスまたはインスリン設定を行うことができます。
基礎レート	基礎注入オプションに移動して、基礎またはインスリン設定を行うことができます。

［ステータスのアイコン］

電池	アイコンの色と目盛りでインスリンポンプの電池残量を示します。
接続	トランスミッタとインスリンポンプの通信状態を示します。

第 1 章　インスリンポンプと CGM

アイコン	名称	説明
✈	機内モード	機内モードをオンにすると表示されます。
🧴	リザーバ	アイコンの色と目盛りでリザーバ内に残っているおおよそのインスリン量を示します。
🔊	音	音モードを示します。 🔊 音のみ　　バイブのみ　　🔊 音+バイブ
💧	較正	センサ機能がオンになっている場合に、次回のセンサ較正までのおおよその時間をアイコンの色と目盛りで示します。
6	センサ寿命	センサ機能がオンになっている場合に、センサ寿命の残り日数をアイコンの色と目盛りで示します。
🔒	ロック	インスリンポンプがロックされ、特定の機能が制限されていることを示します。
🔄	ネットワークへの一時的接続	ミニメド 600 シリーズのインスリンポンプ内のデータを取り込む際、CareLink™ USB でデータソフトの CareLink™ Pro に接続されている場合に表示されます。

第2章
使い始めの
トラブルと質問

医療スタッフ編

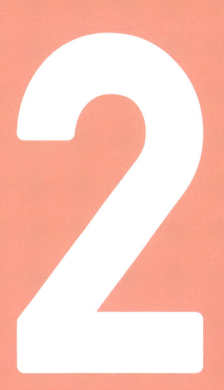
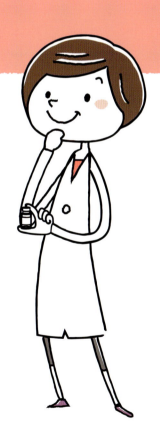

第2章 使い始めのトラブルと質問
医療スタッフ編

　患者さんがインスリンポンプやCGMの操作方法と手技を習得し、適切に使用できるようになるまでには時間がかかります。その間、患者さんは不安や疑問でいっぱいです。

　ここでは、インスリンポンプやCGMを使い始めた患者さんから、質問されることが多いトラブル、疑問や不安を質疑応答形式で解説します。

1．注入セットの装着・留置

Q 注入セット（クイックセット・シルエット）は、どこに装着するとよいでしょうか？

A 注入セットの装着には適した部位（図1）がありますので、その中から選択します。穿刺部位に応じて、チューブは60cmと110cmのどちらかを選択します。装着部位を決める際には下記a〜dにも留意しましょう。

a．硬結（図2）部分は避ける。
b．穿刺部位は、ペン型インスリン注射器の場合と同様に、ローテーションを行う。
c．痩せている方や臍部周辺に炎症部位がある方には、脇背面、大腿部や上腕部などへの装着を検討する。
d．妊娠中期以降の方には側腹部を推奨する。

図1 注入セットの装着に適した部位

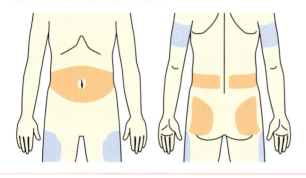

■ 十分な皮下脂肪があり、装着に適している部分
■ 装着が可能なその他の部分

図2 硬結

a. lipoatrophy
同一部位を繰り返し穿刺することにより、皮下脂肪が萎縮して凹んでいる。

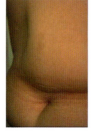

b. lipohypertrophy
繰り返し穿刺することにより、局所的に皮下脂肪が肥大している。

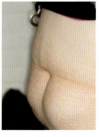

Radermecker RP, et al.: Am J Clin Dermatol. 2007;8（1）:21-28. Fig.1より引用

第2章 使い始めのトラブルと質問
医療スタッフ編

Q 注入セット（クイックセット・シルエット）の装着部位がかぶれてしまいます（図3）。予防する方法はありますか？

A あらかじめ、装着部位を保護膜形成剤（図4）で保護して、その上に注入セットを装着すると、かぶれを防ぐことができます。また、テープを剥がした後、皮膚に掻痒感や赤斑性小結節などがある場合には、レスタミン軟膏、ステロイド軟膏や抗生剤軟膏を塗布します。

図3 装着部位のかぶれ

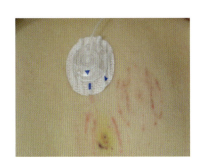

図4 保護膜形成剤（塗布シートタイプ・スプレータイプ）

ブラバ 皮膚被膜剤スプレー
ブラバ 皮膚被膜剤ワイプ

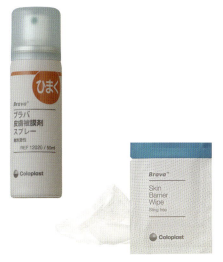

（コロプラスト株式会社より写真提供）

リモイス®コート
リモイス®コート ハンディー

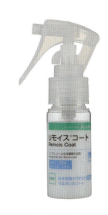
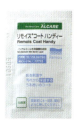

（アルケア株式会社より写真提供）

アダプト保護膜パック

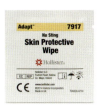

（株式会社ホリスターより写真提供）

17

第2章　使い始めのトラブルと質問
医療スタッフ編

Q　カニューレが屈曲（図5）してしまいます。防止する方法はありますか？

A　カニューレはクイックセットとシルエットの2種類から患者さんの好みに合うものを選択しています。クイックサータを使用して装着する際には、穿刺部位の皮膚を伸ばすことが大切です（図6）。前かがみの座位よりも、立位や仰臥位で装着するほうが皮膚がたるみにくいです。クイックセットで穿刺が上手にできない場合には、カニューレをシルエットに変更して手技を確認します。また、装着部位が硬結していないことも確認しましょう。

図5　カニューレの屈曲

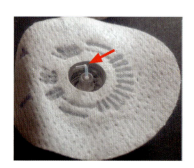

図6　ミニメドクイックサータを装着するときのポイント

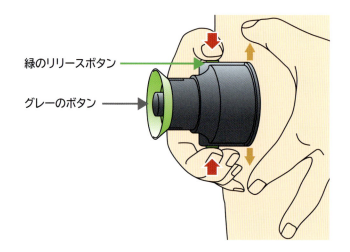

皮膚を伸ばしてミニメドクイックサータを皮膚に固定し、サータの2つの緑色のリリースボタンを同時に押します。

日本語対応ミニメド620Gシステム はじめてみよう！インスリンポンプ クイックセット版より作図

第2章　使い始めのトラブルと質問
医療スタッフ編

Q カニューレが詰まってしまいます。何か対策はありますか？

A カニューレの詰まりは、カニューレの屈曲（p.18　図5）が原因であることが多いです。屈曲は手技に誤りがある場合に生じることが多いため、最初に穿刺手技を確認します（参照：ミニメド 620G、640G のシステムユーザーガイド）。また、皮下組織由来の物質がカニューレに混入し、詰まってしまうこともあります（図7）。この他には、カニューレの交換頻度が低い場合に発生しやすくなります。注入セットの交換タイミングは、患者さんの生活のリズムに合わせて組み込む必要があります。閉塞のリスクを理解して、食前などの交換後の血糖確認が十分にできるときに行います。くれぐれも就寝前には行わないように伝えましょう。

図7　カニューレの閉塞

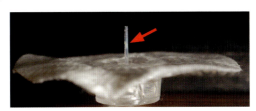

Q チューブやリザーバに気泡が入ってしまいます（図8）。気泡が入らないようにするにはどうしたらよいでしょうか？

A 注入セットを交換するときには、目視でチューブ充填を確認します。
チューブに1cm以上の気泡があると血糖上昇を引き起こすことがありますので、気泡を抜きます。歩行中に気泡が混入した場合は、注入セットからチューブコネクタを外して、10単位のカニューレ充填をします。その際、クイックセットを使用している場合には、忘れずにカニューレ充填単位を0.3単位に戻します。また、ボーラス注入で、目視で気泡が抜けるまで注入します。リザーバ内の気泡は、上部に集めて気泡を抜き、直径1mm以内になるようにします。

図8　チューブとリザーバの気泡

a. チューブの気泡

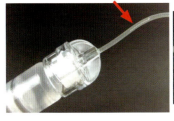
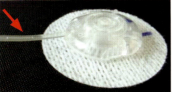

b. リザーバの気泡

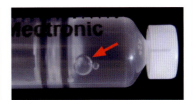

第2章 使い始めのトラブルと質問 医療スタッフ編

2．CGM の装着・留置

Q CGM センサ（エンライトセンサ）は、どこに装着するとよいでしょうか？

A エンライトセンサの装着には適した部位（図9）がありますので、その中から検討します。十分に皮下脂肪がある腹部と臀部（でん）が推奨されています。腹部と臀部以外への装着が必要なときには、大腿部と上腕部への装着を検討しましょう。また、CGM 施行中に、ISIG 値＊が安定する部位を理解することが大切です。また、エンライトセンサは注入セットの装着部位から7cm 以上離して留置し、トランスミッタとインスリンポンプの間の距離は1.8m 以内にします（図10）。

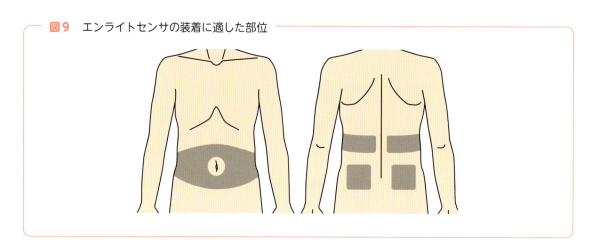

図9　エンライトセンサの装着に適した部位

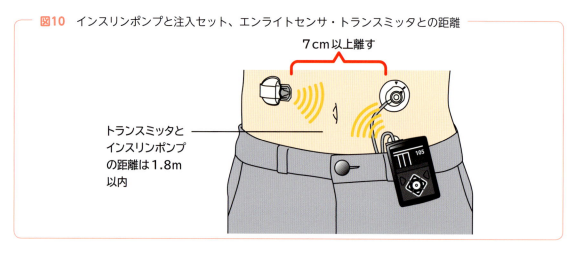

図10　インスリンポンプと注入セット、エンライトセンサ・トランスミッタとの距離

＊ISIG値とは、間質液中のグルコースと電極の酵素が反応して起こる間質液中の電流値です。インスリンポンプの ISIG 履歴には5分ごとの値が表示されています。グルコース値なしと較正エラーのときに確認することが多いです。

第2章 使い始めのトラブルと質問
医療スタッフ編

Q エンライトセンサからエンライトサータを引き上げるとき、ニードルハブがエンライトサータに入り込んでしまいます。どのように対応するとよいでしょうか？

A エンライトサータのボタンを押しながら慎重にエンライトサータを真っすぐに引き上げます（図11）。また、エンライトサータのツメの部分が突出している（図12b）と、ニードルハブがエンライトサータに入り込みやすくなります。エンライトサータを穿刺部位に押し付ける際に押し付け過ぎると、エンライトサータのツメの部分が突出してしまいますので、押し付け過ぎないように注意します。

図11 エンライトサータを引き上げるときのポイント

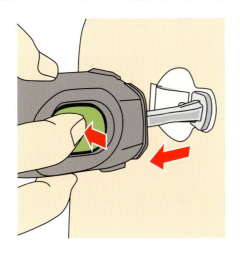

ボタンのマークの部分を強く押しながら、真っすぐに引き上げます。

図12 エンライトサータのツメの状態

a. 正常

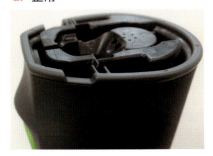

b. 突出

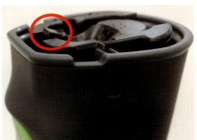

第2章 使い始めのトラブルと質問
医療スタッフ編

Q エンライトセンサの穿刺針を抜くと出血してしまいます（図13）。対応策はありますか？

A 出血してしまったときには速やかに圧迫止血します。止血できない場合や出血によりCGMセンサが感知しない場合は、抜去して、新しいエンライトセンサで穿刺し直します。出血を繰り返してしまう場合には、勢いよく穿刺していないか手技を確認します。抗血栓薬を服用している患者さんには、特に注意を促しましょう。

図13　エンライトセンサに付着した血液

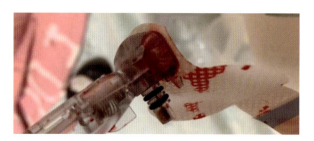

Q ニードルハブを抜き取るとき、センサがセンサベースに巻き込まれないように抜く方法はありますか？

A ニードルハブの上部を持って、垂直にゆっくり抜きます（図14）。このとき、指先と肘を平行に固定して持ち上げます。

図14　ニードルハブを抜き取るときのポイント

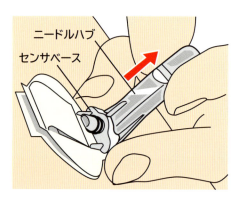

センサベースを押さえてニードルハブの上部を持ち、真っすぐに引き抜きます。

第2章 使い始めのトラブルと質問
医療スタッフ編

Q エンライトサータ内にセンサが付いてしまいます（図15）。対処方法はありますか？

A エンライトサータの緑のボタンを押さずに持ち上げている可能性がありますので、押しながら持ち上げます。

図15　エンライトサータに付いているエンライトセンサ

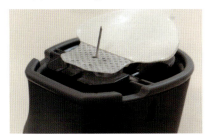 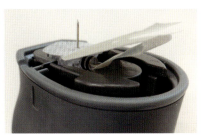

Q 温泉に入ると、トランスミッタを固定しているテープが剥がれやすくなってしまいます。何か対策はありますか？

A オーバーテープ1〜2枚余分に貼付して補強します（図16）。また固定用テープ（図17）を上から貼ります。

図16　オーバーテープでの補強例

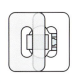 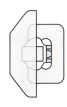   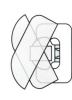 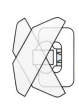

日本語対応ミニメド 620G システム はじめてみよう！パーソナル CGM より作図

図17　固定用テープ

IV3000ドレッシング

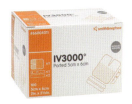

（スミス・アンド・ネフュー株式会社より写真提供）

CGM センサー固定用テープ

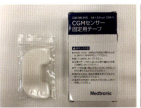 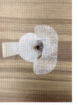

（日本メドトロニック株式会社より写真提供）

第2章 使い始めのトラブルと質問
医療スタッフ編

Q CGMの装着部位がかぶれてしまいます。予防する方法はありますか？

A あらかじめ、保護膜形成剤（**p.17　図4**）で装着部位を保護して、その上にセンサを留置すると、かぶれを防ぐことができます。また、固定用テープ（**p.23　図17**）の角を切り取って貼付面積を小さくすることも有効です。抜去後の掻痒感や創傷に対してはステロイド軟膏やレスタミン軟膏で治療します。

3．機器の操作

Q 血糖値を入力する際に値が表示（ボーラスウィザード画面や較正値入力画面、どの入力画面においても、前回の入力値が表示）されているときは、どう対応するとよいでしょうか？

A 表示されている値は前回の入力値ですので、直近の値を入力します。

Q 10単位以上のボーラスが入らないのですが、どう対応するとよいでしょうか？

A 初期設定のボーラス最大量を10単位以上に増量します。

Q 一時基礎レートの%を上げようとしても上がらない場合には、どう対応するとよいでしょうか？

A %を上げることによって、最大基礎レート以上の設定になる場合に起こります。医療機関で最大基礎レートを再設定します。

4．較正

Q 較正許容範囲外が表示された場合には、どのように対処するとよいでしょうか？

A 較正に使用可能な血糖値は40～400mg/dLの範囲内です。ISIG値が6～100nAで変動が少ないことを確認します。血糖変動の少ない状態を確認して実施します。スヌーズ機能を活用して、血糖値が安定するまで較正時間を延期することも可能です。センサ部位を少し押さえて様子を見ると較正可能となる場合もあります。血糖値と表示されているセンサグルコース値に乖離がある場合には、少し時間をおいて再度血糖値を測定してから較正を行います。

Q 時間に追われて較正しなかったためにアラームが繰り返されていますが、気をつけるべきことはありますか？

A 生活リズムに合わせ、余裕をもってセンサの交換を行います。交換する余裕がない場合には、血糖自己測定で対応します。

5．グルコース対応

インスリン量（単位）や時間に関しては、必ず医師に相談するように伝えましょう。

Q 高血糖を知らせるアラートが通知されたときには、どのように対応するとよいでしょうか？

A 下記a～cを確認します。
　a．低血糖後のリバウンドの可能性を考える。
　b．高血糖の原因を振り返る。
　c．食後の高血糖であれば、カーボカウントを見直し、ボーラスウィザードにおける糖質/インスリン比を再検討する。

Q グルコースアラートの上限値・下限値は、ボーラスウィザードの目標血糖値の上限値・下限値と同じですか？

A グルコースアラートの上限値・下限値は、ボーラスウィザードの目標血糖値とは別の独立した項目です。主治医と設定値を相談してください。

第2章 使い始めのトラブルと質問
医療スタッフ編

Q 入浴や運動の後に、速やかに注入セットの交換または接続ができず、高血糖になった場合は、どのように対応するとよいでしょうか？

A インスリンポンプが30分以上停止して、その後血糖上昇がある場合は、下記 a か b のいずれかでインスリン調整を実施します。
　a．基礎レートを一時的に増量する。
　b．インスリン効果値を参考にして、ボーラス注入で補正する。
高血糖が予想される場合には、上昇することを前提にインスリンポンプを外す直前に低血糖にならない程度のボーラスを注入しておくことも有効です。
リザーバは2～3日に1回交換します。

Q ボーラスを入れているにもかかわらず、血糖値が上昇してしまうときには、どのように対応するとよいでしょうか？

A 食事量に見合った適量のインスリン量（単位）を注入しているか確認します。補正インスリンを注入しても上昇してしまう場合には、下記のことが考えられます。
　a．チューブなどの気泡やカニューレ屈曲などによる閉塞が考えられるため、注入セットの接続コネクタを外してボーラスを少量流し、液が正常に滴下する場合はカニューレの閉塞を疑う。注入部位が濡れている場合や原因がわからない場合は、注入セットを交換する。
　　チューブ内の気泡を疑った場合は、チューブ内の気泡混入時の対応（p.19）と同様に気泡を抜く。
　b．注入セットを交換しても血糖値が下がらなかった場合や交換時間が無い場合は、糖尿病ケトアシドーシス（diabetic ketoacidosis：DKA）のリスクを懸念して、インスリンポンプを留置したままペン型インスリンで注射する。

Q シックデイで高血糖になっているときには、どう対応するとよいでしょうか？

A 状況に応じて、下記の a～e を実施します。
　a．シックデイ用の基礎レートを設定する。
　b．一時基礎レートで基礎を数時間～数日間増量する。
　c．CGM・SMBG で値を確認して、食前に補正インスリンを加えて注入する。
　d．水分を摂取する。
　e．高熱が続き、嘔吐するようであれば、速やかに医療機関に連絡する。

第2章 使い始めのトラブルと質問
医療スタッフ編

Q CGMのセンサグルコース値やSMBG値が普段よりも著しく高値の場合には、どのように対処するとよいでしょうか？

A 状況に応じて、下記のa～gを実施します。
- a．注入セットを交換する。
- b．補正インスリンを注入する。
- c．下降しない場合にはインスリンポンプを留置したままペン型インスリンで注射する。
- d．水分を多めに摂取する。
- e．尿ケトン体試験紙の購入を勧め、尿中のケトン体の有無を確認する習慣をつける。
- f．嘔吐などの症状があり緊急を要する場合には、救急対応する。
- g．血糖コントロールは、シックデイでの高血糖（p.26）を参照する。

Q 入浴後に血糖値が上昇するときには、どう対応するとよいでしょうか？

A 状況に応じて、下記aとbを実施します。
- a．入浴後にコネクタの接続が正しく行えていなかった可能性があり、インスリンが漏れてテープ部分が濡れていないか確認する。
- b．30分以上インスリンポンプを外している場合には、血糖値が上昇することがあるため、一時的に基礎レートの設定や補正ボーラスの投与によって対応する。

Q カニューレ充填まで実施しないことにより高血糖が生じたときには、どのように対処するとよいでしょうか？

A カニューレ充填（クイックセットは0.3単位、シルエットは0.7単位）を忘れないように注意喚起します。ミニメド620Gシステムとミニメド640Gシステムでは、CareLink™ Proのアドヒアランスの項（**図18**）で、カニューレ充填の有無を確認することができます。

第2章 使い始めのトラブルと質問
医療スタッフ編

図18 CareLink™ Pro のアドヒアランス画面

a. 通常通り使用したとき

曜日/日付	実測血糖値	センサ持続時間(h:mm)	マニュアルボーラス	ボーラスウィザードイベント	食事ボーラス	補正ボーラス	オーバーライド	巻戻し	カニューレ充填	カニューレ量(U)	チューブ充填	チューブ量(U)	一時停止持続時間(h:mm)
月曜日 17/04/2017	11	22:00		8	6	3		1	1	1.2			1.57
火曜日 18/04/2017	6	24:00		8	4	3	1						1.25
水曜日 19/04/2017	8	24:00		9	4	6		1	1	0.3	1	8.0627	0.05
木曜日 20/04/2017	7	24:00		7	4	4							
金曜日 21/04/2017	4	24:00		5	3	2	1						
土曜日 22/04/2017	6	24:00		7	3	5	2	2	1	0.3	1	7.5184	0.45
日曜日 23/04/2017	10	0:05		6	5	3							
月曜日 24/04/2017	5	18:25		6	4	4							
火曜日 25/04/2017	9	24:00		9	5	6	1	1	1	0.3	1	12.8321	0.39
水曜日 26/04/2017	9	24:00		6	4	4	2						1.20
木曜日 27/04/2017	6	24:00		7	5	3							2.14
金曜日 28/04/2017	6	24:00		6	6	2		1	1	0.3	1	8.7638	0.28
土曜日 29/04/2017	11	24:00		4	1	4							3.12
日曜日 30/04/2017	11	5:15		6	3	3							1.38
サマリ	7.5/日	11d 21h 45m	0.0/日	6.6/日	60.6%	55.3%	7.4%	6	5	0.5U/充填	4	9.3U/充填	13h 43m

● パーシャルデイ　一時停止　低グルコース一時停止　低グルコース前一時停止
注：パーシャルデイはサマリ平均には含まれません。時間変更が行われた日はパーシャルデイとみなされます。

b. カニューレ充填未施行や注入セット交換がされなかったとき

曜日/日付	実測血糖値	センサ持続時間(h:mm)	マニュアルボーラス	ボーラスウィザードイベント	食事ボーラス	補正ボーラス	オーバーライド	巻戻し	カニューレ充填	カニューレ量(U)	チューブ充填	チューブ量(U)	一時停止持続時間(h:mm)
月曜日 2018/02/18													
火曜日 2018/02/19	7	4:40											
水曜日 2018/02/20	2	3:45						1					
木曜日 2018/02/21	4	0:55		1		1	1						0:02
金曜日 2018/02/22	1												
土曜日 2018/02/23	7												
日曜日 2018/02/24	4			2		2							
月曜日 2018/02/25	5	17:35		2		2							
火曜日 2018/02/26	6	24:00											
水曜日 2018/02/27	21	4:05											
木曜日 2018/02/28	3	9:20		1		1							
金曜日 2018/03/01	4	21:05		1		1		1			1	8.8745	0:05
土曜日 2018/03/02	2	18:40											
日曜日 2018/03/03	2	24:00											
サマリ	5.0/日	5d 08h 05m	0.0/日	0.5/日	0.0%	14.3%	100.0%	2	0	-	2	11.1U/充填	21m

交換がされなかったため、空欄となっている

● パーシャルデイ　一時停止
注：パーシャルデイはサマリ平均には含まれません。時間変更が行われた日はパーシャルデイとみなされます。

第2章 使い始めのトラブルと質問
医療スタッフ編

Q ボーラス未注入だったのではと不安になったときには、どのように対応するとよいでしょうか？

A ステータスバーの通知とメニュー画面の履歴から確認します。食事ボーラス未注入タイマー機能により、ボーラス未注入の場合にアラートを通知するよう設定することも可能です。

Q ボーラス過多により低血糖が生じた場合には、どのように対処するとよいでしょうか？

A 前提として、CGMのセンサグルコース値のみを参照して補正インスリンを投与することはありません。食後などで血糖値が上昇した場合と気付いたら高値であった場合のそれぞれの補正ボーラスの考え方について理解します。

(1) 食後などで血糖値が上昇した場合には、下記a～dを確認・実施します。
　　a．CGMのセンサグルコース値を十分観察可能な場合は、その推移に合わせて、頻回投与"チョコチョコ打ち"を実施する。
　　b．食後の頻回投与"チョコチョコ打ち"を実施する場合は、まず、個々のピーク値に至るまでの時間を把握する。
　　c．そのピーク時間以降のCGMのグルコース推移には、残存インスリン量（単位）とインスリン製剤の作用時間を考慮し、多くの補正インスリンを注入しすぎないように注意する。
　　d．ピーク前に頻回投与"チョコチョコ打ち"をする場合は、食事に対してボーラスインスリン投与量が足りていない可能性も考えセンサグルコース値の観察とトレンド矢印を確認しながら実施する。

(2) 気づいたら高値であった場合には、下記a～cを確認・実施します。
　　a．ペン型インスリン注射器同様に、250mg/dL以上であれば、患者さんのインスリン効果値に合わせて補正インスリンの注入を行う。
　　b．効果値を活用した補正インスリン注入により低血糖を起こす場合は、効果値を上げる。
　　c．運動する場合にインスリン感受性が高まることを考慮して、その時間前後の運動による効果値上昇を理解して、インスリン量（単位）を少なめに補正する。

Q 低血糖を知らせるアラートが通知されたときには、どのように対応するとよいでしょうか？

A 症状があるとき、とりわけトレンド矢印が下降を示している場合は、ブドウ糖などで対処し、血糖自己測定を実施します。低血糖の遷延を防ぐためには、一時的に基礎レートを減量または中止します。ミニメド640Gシステムには、速度アラートの上昇アラートはありますが、低下アラートはありません。低グルコース前／低グルコースアラート、また、その際に基礎が一時停止する機能があります。

第2章 使い始めのトラブルと質問
医療スタッフ編

Q 低血糖になる前に対処する機能はありますか？

A ミニメド 640G システムでは、スマートガード機能の中に低グルコース前一時停止があります。下限値を50～90mg/dL で設定することが8つの時間帯で可能です。低血糖のリスクのある時間帯のみオンにすることもできます。

Q ミニメド 640G システムを使用しており、低グルコース前一時停止設定を、6～20時の時間帯は下限値60mg/dL、グルコースアラートオンにしていますが、今確認したところセンサグルコース値が98mg/dL なのに基礎注入が停止していました。なぜですか？

A 低グルコース前一時停止は、下限値60mg/dL になったときに注入一時停止をするのではなく、その時点で下限値＋70mg/dL以下つまり130mg/dL以下であることを満たしており、かつ、その30分以内に下限値60mg/dL ＋20mg/dL 以下つまり80mg/dL 以下に達するとポンプが予測した際に、インスリンの基礎注入を一時停止します。30分後に下限値＋40mg/dL 以上つまり100mg/dL 以上となった場合には再開します。値が到達しない場合は２時間まで一時停止されます。

Q センサグルコース値が下がり、スマートガードになっています。この時、ボーラスは注入できないのでしょうか？また、解除したい時はどうしたらよいでしょうか？

A スマートガード起動中は、ボーラスを入れることが出来ません。先に、低血糖状態を改善するか、手動で解除すると、ボーラス注入は可能です。基礎一時停止解除にカーソルを合わせてクリックすると解除できます。

Q 低グルコース設定の下限値は、以前は140mg/dLまで設定できましたが、ミニメド 640G システムでは出来ないのでしょうか？

A ミニメド 640G システムでは50～90mg/dL の範囲で設定できます。

Q 残存インスリン*は何分でどのくらい減っていくのですか？

A アルゴリズム（**図19**）により、例えば、残存インスリン時間を３時間とした場合、X分後にX％減少するとしています。このアルゴリズムは、あくまでも、日本メドトロニック社が発表しているデータによって作成されたインスリン作用動態です。

第2章 使い始めのトラブルと質問
医療スタッフ編

＊残存インスリンとは、皮下に注入され、これから効果を発揮するインスリンを示します。残存インスリン時間は8時間まで設定可能です。皮下に注入されたインスリンは、アルゴリズムに従って効果を消失していきます。例えば、残存インスリン時間を3時間と設定した場合には、アルゴリズムに沿って、注入してから3時間で効果が消失されることを意味しています。インスリンポンプのホーム画面の右下に表示されている残存インスリン量（単位）は時間経過とともにそのアルゴリズムに沿って算出されたインスリン量（単位）を表しています。

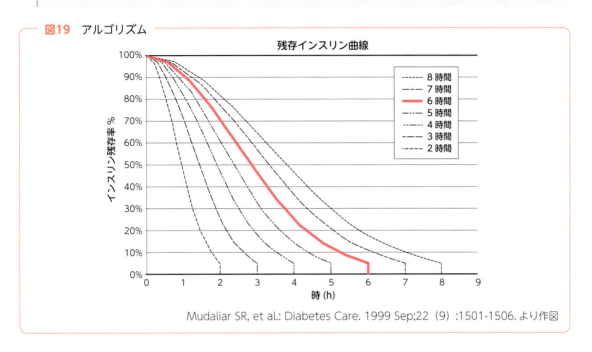

図19　アルゴリズム

Mudaliar SR, et al.: Diabetes Care. 1999 Sep;22（9）:1501-1506. より作図

Q ホーム画面に表示される残存インスリン量は体内に入っているのですか？

A インスリンは、注入速度（標準1.5単位/分、急速15単位/分）に沿って、少量ずつ皮下に注入されます（図20）。例えば、15単位のボーラスを注入した場合、標準では10分間、急速では1分間で皮下に注入されますので、それ以降に表示される残存インスリンは既に体内に入っています。

図20　インスリンポンプ療法におけるインスリン注入イメージ

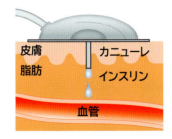

一定量が**少量ずつ**皮下に注入されます

第2章 使い始めのトラブルと質問
医療スタッフ編

Q 残存インスリン量（単位）が表示されている場合は、補正インスリンを注入してはいけないのですか？

A インスリンポンプを使用している患者さんのインスリン作用動態はアルゴリズム通りとは限らないため、残存インスリン量（単位）が表示されていても、注入すべき場合があります。その後のセンサグルコース値の推移を観察した上で、効果値や残存インスリン時間の設定の見直しを検討します。

6．機器の作動

Q アラートは常に鳴るのでしょうか？

A インスリンポンプに関するアラートは消音することはできませんが、CGMに関するアラートは消音することができます。

Q インスリンポンプの電池を交換しても作動しないときには、どうしたらよいでしょうか？

A 電池は日本工業規格（JIS）のリチウム電池、アルカリ電池、ニッケル水素充電池が使用可能です。下記a～cにも留意します。
　a．マンガン電池は使用しない。
　b．長持ちアルカリ電池は、検証出来ていないことと、一部の製品で電源が入らないとの報告があったため、使用しない。
　c．電池に対して大きな不安を抱えている場合には、エナジャイザー製のアルカリ電池を推奨する。

Q インスリンポンプの画面が真っ黒で、ボタンを押しても反応しないときには、どうしたらよいでしょうか？

A 下記aまたはbを実施します。
　a．電池を抜いて様子を見てから、再度電池を入れて設定を確認し、注入できるか確認する。
　b．状況が改善しない場合には、製造元企業に連絡して、新しいポンプ本体と交換する。交換できるまではペン型インスリンで注射する。

第2章 使い始めのトラブルと質問
医療スタッフ編

Q インスリンポンプ画面が黒く白く繰り返し、警告音とは異なる音が鳴り続けているときは、どうしたらよいでしょうか？

A 下記 a または b を実施します。
　a．電池を抜いて様子を見てから、再度電池を入れて設定を確認し、注入できるか確認する。
　b．状況が改善しない場合には、製造元企業に連絡して、新しいポンプ本体と交換する。交換できるまではペン型インスリンで注射する。

Q 飛行機に搭乗中にインスリンポンプのボタンが反応しなくなった場合には、どう対応するとよいでしょうか？

A 離着陸時には気圧が急激に変化するため、一時的にボタンが反応しなくなることがあります。水平飛行になってからボタン操作を行います。または新しい電池を用意し、電池収納部の蓋を開け、電池を交換します。

Q 注入セット交換時、リザーバとチューブの選択が出来ない場合には、どう対応するとよいでしょうか？

A ボーラス注入中やパラダイム インスリンポンプ722の●（注意モードを示し、インスリン注入停止中）表示中は注入セットの交換はできません。
注入中のボーラスの残り時間とリザーバの残量を確認し、残り時間が短い場合は終了後交換します。残り時間が長く残量が少ない場合は、交換後にボーラス量を確認し、必要に応じて多めに注入します。

第2章 使い始めのトラブルと質問
医療スタッフ編

Q トランスミッタの緑色のライトが点滅していないときには、どのように対応するとよいでしょうか？

A 下記①～④の順で確認します。

① トランスミッタが充電されていない可能性があります。充電器からトランスミッタを外す時に充電器の左側のライトが消灯している（**図21**）こと、充電器からトランスミッタを外すと緑色のライトが点滅することを確認します。

② トランスミッタがフル充電されていることを確認できた後も解消しない場合には、センサの浸潤不足やセンサが皮下に正しく留置されていない可能性があります。ISIG 値の履歴から、電流値が測定されているか、値が 2～200nA であるか、浸潤状態を確認します。

③ トランスミッタを硬結部位に留置していないか、センサを押さえながらニードルハブの先を持って真っすぐに抜いたか、トランスミッタをセンサにしっかりと固定したかなど手技に誤りがないか確認します。

④ ①～③を確認して原因が特定できない場合には、トランスミッタ接続後約2時間経過するとトランスミッタの緑のライトが点滅することがありますので、それまで待ちます。その間は血糖自己測定にて血糖値を確認します。時間に余裕がない場合には、エンライトセンサを交換します。

トランスミッタの充電に時間がかかる、トランスミッタを使用してから1年以上経過している場合には、トランスミッタの交換の対象となります。

図21 充電器とトランスミッタの充電

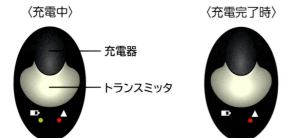

エンライトセンサを交換するときには、トランスミッタを必ず充電するようにしましょう。

第2章 使い始めのトラブルと質問
医療スタッフ編

7．機器・付属品のメンテナンス

Q クイックサータ内部のベタつきを取る方法はありますか？

A クイックサータ内部をアルコール綿や除光液でふき取ります。また、**表1**のベタつき防止策も参考にしてください。

表1　ベタつき防止策
- シールをセットする時や剥がす時に慌てない。
- テープの外側1〜2cmをハサミで切り、サータの内側にテープが付着しないようにする。
- 改良されたクイックサータ（ミニメドクイックサータ）を使用する。

Q トランスミッタが汚れてしまいました。洗浄してもよいですか？

A テストプラグを取り付けて（**図22**）から、中性洗剤で洗浄またはアルコール綿で拭き、汚れを取り除きます。トランスミッタが上になるように持って、洗い流します。

図22　テストプラグに取り付けたトランスミッタ

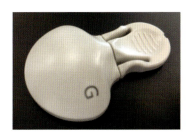

Q トランスミッタの充電器の電池はいつ交換するのでしょうか？

A トランスミッタの充電中に充電器の赤いライトが点滅する場合に交換します。

第2章 使い始めのトラブルと質問
医療スタッフ編

8．不注意な取り扱い

Q インスリンポンプを落とす、トイレなど水に浸した場合には、どう対応するとよいでしょうか？

A セルフテスト（セルフテストを実行するためには、メニュー＞ユーティリティ＞セルフテストに移動します。）を実施し、機能しない場合は交換します。

Q トランスミッタ、インスリンポンプを装着したままレントゲン検査を受けてしまいました。どうしたらよいでしょうか？

A ポンプ本体はセルフテスト（セルフテストを実行するためには、メニュー＞ユーティリティ＞セルフテストに移動します。）を行い、異常がないか確認します。機能しない場合は交換します。トランスミッタはインスリンポンプと通信できることを確認します。通信できない場合には、一度充電して、テストプラグを接続し、通信・測定ができるか確認します。

Q トランスミッタを取り付けたままエンライトセンサをゴミに出してしまいました。どうしたらよいでしょうか？

A トランスミッタは医療機関が管理する資産です。誤ってゴミに出してしまった場合には、かかりつけの医療スタッフまたは通院中の医療機関に連絡するように、患者さんに伝えます。また、インスリンポンプのセンサ機能はオフにします。

9．破損

Q インスリンポンプ本体にひびが入った（図23）場合には、どうするとよいでしょうか？

A インスリンポンプの交換が必要なため、かかりつけの医療スタッフまたは通院中の医療機関に連絡するように、患者さんに伝えます。シリコン製のポンプ本体カバーがありますので、必要に応じて申し出るように伝えます。CGM本体であるトランスミッタにひびが入った場合も交換が必要なため、かかりつけの医療スタッフまたは通院中の医療機関に連絡するように、患者さんに伝えます。

第2章 使い始めのトラブルと質問
医療スタッフ編

図23 ひびが入ったインスリンポンプとトランスミッタ

a. インスリンポンプ（左は本体、右は画面）　　　b. トランスミッタ

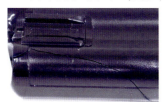 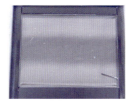 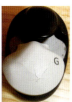

Q ベルトクリップが破損してしまった場合は、どうしたらよいでしょうか？

A 新しいベルトクリップの支給が必要なため、かかりつけの医療スタッフまたは通院中の医療機関に連絡するように、患者さんに伝えます。医療機関では、あらかじめ、対応（予備を保管して患者さんに渡すか、日本メドトロニック社に直接依頼する）を決めておきましょう。

Q リザーバ収納内部が粉砕してしまった場合は、どうしたらよいでしょうか？

A かかりつけの医療スタッフまたは通院中の医療機関に連絡するように、患者さんに伝えます。医療機関では患者さんの使い方を確認し、機能に支障があるようであれば、交換します。

10. 紛失

Q ミニメド600シリーズ本体を紛失してしまったときには、どうしたらよいでしょうか？

A かかりつけの医療スタッフまたは通院中の医療機関に連絡するように、患者さんに伝えます。また、患者さんには、紛失発覚日から7日以内に所轄の警察署に遺失届（盗難届）を提出し、控えを受け取り、控えに記載されている「遺失届の届出日」「届出先警察署」「受付番号」を通院中の医療機関へ報告するように伝えます。
連絡を受けた医療機関では紛失日から30日以内に、取引先代理店を通して製造元企業に申請します。患者さんの負担額は59,000円（不課税）です。

Q アクティビティガードを紛失してしまった場合は、どうしたらよいでしょうか？

A 新しいアクティビティガードの支給が必要なため、かかりつけの医療スタッフまたは通院中の医療機関に連絡するように、患者さんに伝えます。医療機関では、あらかじめ、対応（予備を保管し患者さんに渡す、もしくは日本メドトロニック社に直接依頼する）を決めておきましょう。

第2章　使い始めのトラブルと質問
　　　医療スタッフ編

11．外出先での取り扱い

Q　飛行機に乗るときに注意することはありますか？

A　下記 a～d に留意します。
　a．空港でのX線、ボディスキャナ、手荷物検査はインスリンポンプとトランスミッタを取り外す場合が多い。
　b．離陸前にセンサの設定を「機内モード」に変更し、機内では「機内モード」で使用する。
　c．離着陸時には急激に気圧が変化するため、極力ボタン操作は行わない。離陸時にボタン操作ができなくなった場合には、慌てず、水平飛行になってからボタン操作を行う。
　d．ボーラスは機内食を取るときに注入する。基礎は、時差のある場合、着陸前または直後にインスリンポンプの時間を現地時間に合わせることで対応する。また、飛行中は普段より運動量が減ることから、定期的に血糖自己測定で血糖値を確認する。あらかじめ、低血糖や高血糖での対応を主治医と相談しておく。
　e．2020年の東京オリンピック以降、国内においても、ボディスキャナが厳重に行われることが想定されるため、取り外す（成田国際空港・羽田空港・関西国際空港・中部国際空港）。
　f．日本メドトロニック社のホームページに各国のサポートラインの連絡先が掲載されているので、出発前に控えておく。

Q　整体やマッサージの施術を受ける場合は、インスリンポンプとトランスミッタを外した方がよいのでしょうか？

A　エンライトセンサ以外は外します。センサ機能をオフにし、インスリンポンプの注入一時停止を押します。施術後にセンサ機能をオンにして、ポンプを再開し、血糖値を測定し、グルコース対応をします。

Q　検査の時、インスリンポンプとトランスミッタを外しますか？

A　MRI・CT・X線ではインスリンポンプ、トランスミッタとエンライトセンサを外します。低周波・高周波・EMS・オゾン・LEDライトによる検査については、安全性の確認が取れていません。

Q　人間ドックの時はエンライトセンサを外した方がよいですか？

A　外す必要がある検査（MRI・CT・X線）の時だけ外します。

第3章
ミニメド 620G/640G で発生頻度が高いエラー（アラーム・アラート）と対処方法

患者さん編

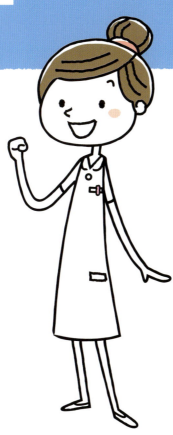

第3章 ミニメド 620G/640G で発生頻度が高いエラー（アラーム・アラート）と対処方法　患者さん編

1. アラーム・アラート・メッセージ

　ミニメド 620G/640G には安全を担保するシステムが搭載され、異常を検出すると、アラーム、アラート、メッセージとして通知されるように設計されています。アラーム、アラート、メッセージの違いを表1にまとめました。

表1　ミニメド 620G/640G のアラーム・アラート・メッセージの違い

重要度	アラーム　高	アラート　中	メッセージ　低
意味	何らかの理由でインスリン注入を行うことができない状況が検出されたことを警告するためのものです。	注意が必要な状況を知らせるものです。	ポンプの状態、または何らかの決定を行う必要がある場合に表示されます。
画面表示	右上に赤色のアイコンが表示され、システムの状況と対処方法が通知されます。	右上に黄色のアイコンが表示され、システムの状況と対処方法が通知されます。	右上に青色のアイコンが表示され、対処を促すメッセージが通知されます。
通知ライト	赤色の通知ライトが2回点滅後休止するというパターンを繰り返します。	赤色の通知ライトが1回点滅後休止し、再度1回点滅するというパターンを繰り返します。	点灯も点滅もしません。
その他	アラームの原因となった根本的な問題を解消する必要があります。アラームに対応しない場合、10分後にアラーム音が高くなり、緊急サイレンが発生します。	アラートの種類に応じて、アラートに対応しない場合には5分または15分ごとにアラート音を鳴らします。	メッセージの内容に応じて、メッセージ音かアラート音を鳴らす場合と、鳴らさない場合があります。

［アラーム・アラートの消去方法］
OK を選択、または画面に表示される指示に従って対応してください。

2．インスリンポンプに関して発生頻度が高いアラーム・アラート

1）リザーバ残量低下

解 説

・リザーバ残量低下タイマーで設定した単位数または時間によると、リザーバのインスリン残量が低下しています。

対 応

・アラートを消去して、早めにリザーバを交換してください。
・2～3日に1回、適正なインスリン量を充填したリザーバに交換しましょう。

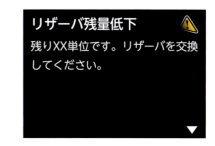

または

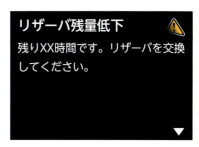

2）インスリン注入遮断

　このアラームは、機器が検出した異常の内容により複数のメッセージ（「チューブ充填停止」「カニューレ充填停止」「基礎レート注入遮断」「ボーラス注入遮断」）があり、対応がそれぞれ異なります。

（A）チューブ充填停止の場合

解 説

・リザーバと注入セットの接続不良により閉塞を起こした場合に表示されます。

対 応

・リザーバを取り外し、巻戻しを行って、再度セットしてください。

第3章　ミニメド 620G/640G で発生頻度が高いエラー（アラーム・アラート）と対処方法　患者さん編

（B）カニューレ充填停止の場合

解説

- リザーバと注入セットの接続不良または注入セットの詰まりや屈曲により閉塞を起こした場合に表示されます。

対応

- リザーバと注入セットを交換してください。

（C）基礎レート注入遮断の場合

解説

- 基礎注入中またはリザーバ内のインスリン量がなくなった後のインスリン注入を妨げる閉塞が生じた場合に表示されます。

対応

- 注入セットの装着部位の圧迫が原因である場合がありますので、姿勢を変えて、基礎レートを再開してください。再開後は血糖値を測定します。
- 糖尿病ケトアシドーシス（DKA）の不安を感じる場合には、尿ケトン体試験紙などで確認してください。
- リザーバ内のインスリン残量不足やカニューレの屈曲による閉塞が考えられる場合には、速やかにリザーバと注入セットを交換してください。
- 連続して発生する場合には、カニューレの屈曲などが疑われます。注入セットの種類をクイックセットからシルエットへ変更することを検討してください。

（D）ボーラス注入遮断の場合

解説

- ボーラス注入中またはリザーバ内のインスリン量がなくなった後のインスリン注入を妨げる閉塞が生じた場合に表示されます。

対応

- 注入セットの装着部位の圧迫が原因となる場合もありますので、姿勢を変えて基礎レートを再開します。
- 注入されたインスリン量を確認後、残りのインスリン量を再度注入してください。再開後は血糖値を測定します。
- DKA の不安を感じる場合には、尿ケトン体試験紙などで確認してください。
- リザーバ内のインスリン残量不足やカニューレの屈曲による閉塞が考えられる場合には、速やかにリザーバと注入セットを交換してください。

・連続して発生する場合には、繰り返すカニューレの屈曲などが疑われます。注入セットの種類をクイックセットからシルエットへ変更することを検討してください。急速注入速度の場合、部位によっては遮断アラームが鳴るとの報告もあります。

3）電源エラー検出

解説

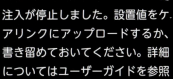

・電源システムのエラー（バックアップ用内臓電池の障害）が検出された場合に発生します。このエラーによってインスリンポンプの作動が停止することはありません。

対応

・電池を抜き、画面に表示された「電源エラー検出」のアラートが消失した後に、新しい電池を入れてください。
・基礎設定とボーラスウィザード設定を確認し、設定が保持されていなかった場合には再度設定します。電池を5分以内に交換できれば、設定は保持されます。ただし、5分以上要してしまっても、設定が保持されることがあります。
・不明な場合にはかかりつけの医療スタッフまたは通院中の医療機関に連絡してください。

4）要電池交換

　このアラートは、機器が検出した異常の内容により複数のメッセージ（「電池残量低下」「電池寿命低下」）があり、対応がそれぞれ異なります。

（A）電池残量低下の場合

解説

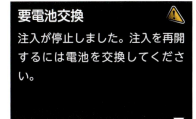

・電池残量低下のため、インスリン注入が停止しました。ポンプ電池残量低下アラートの発生後に、電池が交換されていません。

対応

・速やかに新しい電池*に交換してください。電池交換ができない場合にはペン型インスリンで注射します。
・血糖値を測定して、高値の場合には補正インスリンを注入してください。

(B) 電池寿命低下の場合

解説

・電池寿命が近づいており、30分以内に電源が切れます。

対応

・速やかに新しい電池*に交換してください。なお、電池交換ができない場合にはペン型インスリンで注射します。
・血糖値を測定して、高値の場合には補正インスリンを注入してください。
・電池を交換しても、アラートが消えずサイレン音が鳴る場合には、アラートを消去してください。

5）ポンプ電池残量低下

解説

・ポンプの電池の残量が低下しています。

対応

・新しい単3電池*を入れてください。

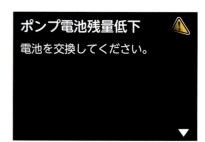

> *日本工業規格（JIS）のリチウム電池、アルカリ電池（長持ちタイプを除く）、ニッケル水素充電池が推奨されています。電池に関して不明なことなどありましたら、かかりつけの医療スタッフにおたずねください。

6）電源停止

解説

・ポンプの電池を取り出してから10分以上経過したため、ポンプの電源が失われました。時刻と日付をリセットする必要があります。

対応

・速やかに電池交換を実施してください。
・再度、時刻と日付を入力してください。
・電源が切れてから長時間経過している場合には、インスリン設定内容が消去されている場合がありますので、インスリン設定が消去されていないか確認してください。

7）ボーラス未注入

　このアラートは、機器が検出した異常の内容により複数のメッセージ（「注入前に戻る」「ボーラス設定時間超過」）があり、対応がそれぞれ異なります。

（A）注入前に戻るの場合

解説

- 戻るボタンを押しています。
- このアラートは、ビープ音や振動（バイブ）で通知しますが、ホーム画面に内容は表示されません。

対応

- このアラートの回数が多い原因には、ボーラス注入遮断によりボーラスが全量注入されず途中で未注入になった場合が考えられます。インスリン注入遮断が度重なる場合は、主治医や医療スタッフに相談してください。

（B）ボーラス設定時間超過の場合

解説

- ボーラス注入量は入力されたものの、30秒以内にボーラスの注入が行われませんでした。

ボーラス未注入
ボーラス設定時間を超過したため、ボーラスは注入されていません。ボーラス注入が必要な場合は、再度注入量を入力してください。

対応

- 血糖値を測定してボーラス注入量を再入力し、ボーラスを注入してください。
- ボーラスウィザード画面で入力後に注入ボタンを押していない場合がありますので、通知と履歴にて実施状況を確認してください。
- 注入しようか、しないか迷ったり、注入量を決めかねる場合は、ボーラスウィザードの設定やカーボカウントを主治医や医療スタッフと検討してください。
- ボーラス後24時間は未注入メッセージが表示されることがあります。
- 未注入に気づいたときにグルコース値高値を示していたため、補正インスリンを注入する場合には、血糖自己測定を実施します。補正インスリンの設定については主治医に相談してください。

第3章 ミニメド 620G/640G で発生頻度が高いエラー（アラーム・アラート）と対処方法 患者さん編

8）カニューレ充填？

解説

・「カニューレ充填」画面が15分間表示されています。

対応

・カニューレ充填を忘れている可能性がありますので、血糖自己測定を実施し、必要であれば、補正インスリンを注入してください。高血糖の原因となりますので、次回から注意しましょう。
・気づいた時点でカニューレへの充填がなされていない可能性を考え、必要がなければ、完了を選択してください。

> **カニューレ充填？**
> カニューレを充填するには「充填」を、充填の必要がなければ「完了」を選択してください。

9）ポンプエラー

解説

・ポンプ内部のプロセッサ間で通信エラーが検出されました。エラーを解除するとポンプが初期化され、巻き戻り、問題は解消されます。

対応

・内部プロセッサや流入量などにエラーが生じた場合に警告されるため、メニュー画面からオプションのセルフテストを実施してください。
・初期化されることがありますので、設定をご確認ください。設定が消去された場合には医療機関に確認してください。
・ご自身で設定する場合には、予め設定内容を書き留めておき、手元に置いておきましょう。
・複数回繰り返す場合は交換が必要になるため、通院中の医療機関にお知らせください。

> **ポンプエラー**
> 注入が停止しました。設定は変更されていません。続行するには「OK」を押してください。詳細についてはユーザーガイドを参照してください。

10）重大なポンプエラー

解説

・ポンプで重大なエラーが発生しました。

対応

・血糖自己測定とペン型インスリンでの注射が必要です。
・原因の調査が必要になるため、通院中の医療機関にお知らせください。製造元企業に連絡し、代替機を入手します。

> **重大なポンプエラー**
> 注入が停止しました。ポンプが正常に作動していません。ポンプの使用を中止し身体から注入セットを取り外してください。他のインスリン注入手段を考慮してください。詳細についてはユーザーガイドを参照してください。

第3章　ミニメド 620G/640G で発生頻度が高いエラー（アラーム・アラート）と対処方法　患者さん編

11）タイマー

解説

- タイマーは、ボーラス後血糖測定、食事ボーラス未注入、リザーバ残量低下、注入セット交換、較正、カスタム（タイマー1～6、血糖測定、服薬）について設定できます。
- ビープ音またはバイブ、もしくはその両方で通知されます。
- タイマーは重要な操作（ボーラス後の血糖チェック、食事ボーラスの投与、リザーバ残量のチェック、注入セットの交換、較正）を忘れず定期的に行う際に役立ちます。
- これらの操作を速やかに行うことにより、正確な値と良好な血糖コントロールにつながります。

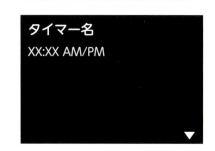

3．CGM に関して発生頻度が高いアラート

アラート機能をフルに活用している場合には、アラートは多くなります。

1）要較正

解説

- センサの較正を行って、センサグルコース値の受信を継続するには、実測血糖値の入力が直ちに必要です。

対応

- 測定した血糖値をポンプに入力し、較正を実行してください。
- 較正値の範囲は40～400mg/dLです。範囲から外れている場合には対処してから較正してください。

2）較正許容範囲外

解説

- システムは、入力した実測血糖値を用いてセンサの較正を行うことができませんでした。

対応

- 40～400mg/dLの血糖値まで対処、またはスヌーズ1時間で設定して、血糖値が安定した状態で再度測定し、較正を実行してください。

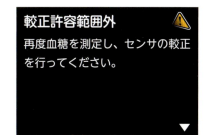

第3章 ミニメド 620G/640G で発生頻度が高いエラー（アラーム・アラート）と対処方法 患者さん編

- 推奨されていない対応（CGMのセンサグルコース値を入力するなど）は、実施してはいけません。較正が正しく行われなくなってしまいます。
- センサ交換後に較正する余裕がない場合、一旦センサをオフにして、較正が可能な時間にオンにすると、過度な較正アラートは回避できます。

3）較正期限

解説

- 較正タイマーに設定された時間に近づくと発生します。

対応

- 新たに血糖自己測定を実施して、較正してください。

4）要センサ交換

　新しいセンサと交換が必要です。このアラートは、機器が検出した異常の内容により複数のメッセージ（「センサ信号」「較正許容範囲外」）があり、対応がそれぞれ異なります。

（A）センサ信号の場合

解説

- センサ信号は信頼できる状態にありません。
- 履歴のISIG値（2〜200nA 検出許容範囲）は6〜100nA が一般的な値ですが、低値または変動している場合は、センサが正常に作動していない可能性があります。

対応

- センサが、外れかけていたり、電極が曲がっていたり、皮下に挿入されていない可能性がありますので、センサを交換してください。

（B）較正許容範囲外の場合

解説

- 較正許容範囲外エラーが2回連続して発生した場合に、このアラートが発生します。
- 血糖自己測定値とセンサグルコース値が乖離している場合に表示されることが多いです。

対応
- 頻回に要センサ交換のアラートが表示される場合は、穿刺とテーピングの手技を確認して下さい。
- 手技に不安がある場合には、かかりつけの医療スタッフにお尋ねください。

5）グルコース値なし

解説
- センサ信号が高すぎるか低すぎるかのいずれかです。

対応
- ISIG 値が 2〜200nA の検出許容範囲に入っていない場合には、センサが留置されていない可能性がありますので、センサを軽く押し込み、ISIG 値が安定するか観察してください。
- 適正な値が得られない場合は、センサを交換します。
- 適切なセンサ留置方法を復習してみてください。

6）トランスミッタ電池枯渇

解説
- トランスミッタの電池を充電する必要があります。

対応
- トランスミッタを充電器で充電し、装着し直してください。
- トランスミッタの電池は 2〜3 週間もちますが、センサを留置する度に充電するようにしてください。

7）センサ信号中断

解説
- トランスミッタの信号が、初期化中または初期化後30分間受信されませんでした。

対応
- インスリンポンプをトランスミッタに近づけてください。トランスミッタとインスリンポンプの距離が1.8m 以上離れていた場合、受信が中断され波線が途切れます。入浴時などには注意してください。

第3章 ミニメド 620G/640G で発生頻度が高いエラー（アラーム・アラート）と対処方法 患者さん編

8）センサ信号なし

解 説
・メニューから「新センサ使用開始」または「センサ再接続」が選択された後、所定の時間内にトランスミッタからデータが受信されませんでした。

対 応
・トランスミッタを取り外して再度接続し、「OK」を押してください。
・トランスミッタのライトが点滅することを確認してください。

> **センサ信号なし**
> トランスミッタを取り外して再度接続し、「OK」を押してください。トランスミッタのライトが点滅することを確認してください。

9）高グルコース

解 説
・センサグルコース値が、高グルコースアラート設定値以上に達しています。

対 応
・血糖自己測定にて血糖値を測定してください。
・高値の場合には、補正インスリンを注入してください。

> **高グルコース**
> XXXmg/dL
> センサグルコースが高値を示しています。血糖値を測定してください。

10）低グルコース

解 説
・センサグルコース値が、低アラート設定以下になっています。

対 応
・血糖自己測定にて血糖値を測定してください。
・低血糖が疑われる場合には、血糖自己測定を実施し、ブドウ糖などの糖質を摂取してください。

> **低グルコース**
> XXXmg/dL
> センサグルコースが低値を示しています。血糖値を測定してください。

11）高グルコース予測

解説

・上限値到達予測アラートで設定した時間内に、センサグルコース値が上限値に達することが予測されます。

対応

・センサグルコース値のみをもとに対処せず、血糖自己測定にて血糖値を確認してください。
・補正インスリンを注入する場合には、必ず血糖自己測定を実施します。夜間の補正は慎重に行ってください。

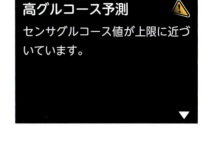

12）低グルコース予測

解説

・下限値到達予測アラートで設定した時間内に、センサグルコース値が下限値に達することが予測されます。

対応

・センサグルコース値のみをもとに対処せず、血糖自己測定にて血糖値を確認してください。
・低血糖症状がないか確認し、血糖自己測定を行います。必要に応じてブドウ糖などの糖質を摂取してください。
・対処15分後に血糖自己測定にて血糖値を確認しましょう。CGMのスヌーズ機能を15〜30分に設定してください。
・今後の設定などに関しては、主治医に相談しましょう。

13）上昇アラート

解説

・センサグルコース値が、設定されている上昇アラート設定値以上で上昇しています。

対応

・センサグルコース値のみをもとに対処せず、血糖自己測定にて血糖値を確認してください。
・高グルコース予測アラート（p.51）を参考にしてください。

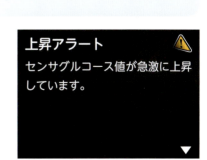

第3章　ミニメド 620G/640G で発生頻度が高いエラー（アラーム・アラート）と対処方法　患者さん編

14）低下アラート

解説

- センサグルコース値が、低下アラート設定値以上の速度で低下しています。
- 低下アラートはミニメド 640G システムにはありません。

対応

- センサグルコース値のみをもとに対処せず、血糖自己測定にて血糖値を確認してください。
- 低グルコース予測アラート（p.51）を参考にしてください。

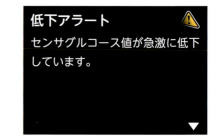

インスリンポンプと CGM でお困りのトラブルはありますか？
お困りのトラブルがありましたら、下記に書き留めておきましょう。

本書およびシステムユーザガイドに記載されていないトラブルについては、糖尿病専門の医療スタッフまたは日本メドトロニック㈱24時間サポートラインコールセンター（TEL：0120-56-32-56）に相談してください。

第4章
救急外来用
インスリンポンプ
対応マニュアル例

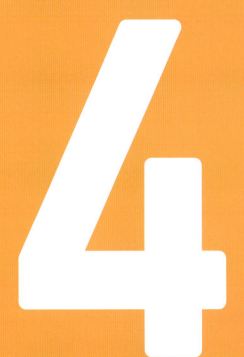
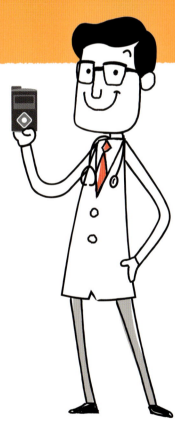

第4章　救急外来用インスリンポンプ対応マニュアル例

> 本マニュアルは一例です。医療機関の状況に応じて適宜変更して、ご活用ください。
> 本章はダウンロードすることができます。ダウンロードの方法と注意事項については v ページを参照してください。

　2018年6月現在、日本で使用されているインスリンポンプは、主に日本メドトロニック社製のミニメド600シリーズ（ミニメド620Gシステムは2015年2月より発売、ミニメド640Gシステムは2018年3年より発売）です。ミニメド600シリーズは、同時にCGM（持続血糖モニター）を使用することができます。

　ミニメド600シリーズを使用している患者さんから外来診療時間外に問い合わせがあったとき、患者さんが救急搬送されたときは、以下を参考にしてご対応ください。

　なお、ミニメド600シリーズの機器操作については、製造販売元の日本メドトロニック社が提供しているシステムユーザーガイドをご参照ください。

　ミニメド600シリーズ使用中の患者さんは、機器の取扱い方法、アラームとアラート対応などで困ったときには、日本メドトロニック社の24時間サポートラインコールセンター0120-56-32-56に連絡するように案内されています。

　機器トラブルなどにより**インスリン注入が行えなくなったとき、低血糖が起きたとき、患者さんは医療機関に連絡し対応を問い合わせます。**

　CGMは血糖管理を補助する位置づけのものであるため、測定不能や紛失してしまった場合には、SMBG（血糖自己測定）で血糖値を確認できれば治療上は支障がありません。患者さんには、糖尿病専門医療スタッフまたは上記24時間サポートラインコールセンターへ連絡するようにお伝えください。

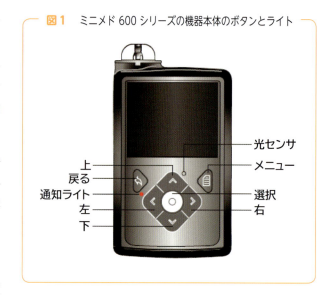

図1　ミニメド600シリーズの機器本体のボタンとライト

【インスリン注入を行うことができなくなった患者さんへの対応】

　インスリン注入を行うことができなくなると、高血糖状態になります。原因としては、インスリン注入口のカニューレの先が曲がってしまう、カニューレが抜けるなど様々あります。その際には注入セットを一時抜去し、ペン型インスリンで自己注射していた強化療法での注射方法、あるいは、そのような事態に備えて予め決めている注射方法を施行してもらうように、事前に患者さんに説明しています。しかし、説明通りに対処できず高血糖状態が進行し、嘔気、嘔吐や意識障害が出現すると、飲水もできず糖尿病ケトアシドーシス（DKA）となったり、アシデミアのない糖尿病ケトーシスとなり、救急搬送される場合があります。

第4章　救急外来用インスリンポンプ対応マニュアル例

(注意点1) インスリンポンプの注入セットを抜去した後に、ポンプ本体からアラーム等が発生する可能性があります。アラームが鳴ってもそのまま保管してください。ポンプから電池を抜いてしまうと、ポンプに設定されている治療内容が消えてしまう可能性があります。

(注意点2) 救急受診時に使用していた注入セットは保管し、また抜去後に挿入部周囲のインスリンの漏れを示唆する湿潤などが無いか確認してください。糖尿病内科医師が出勤したら、連絡して確認するように依頼してください。

- 糖尿病ケトアシドーシス（DKA）となり救急搬送されたときには、インスリンポンプの注入セットを一時抜去し、入院の上で生理食塩水補液・インスリン持続静注療法を行ってください。糖尿病内科医師が出勤したら、すぐに連絡してください。
- 糖尿病ケトーシスのみ（アシデミアはない）で救急搬送されたときには、インスリンポンプの注入セットを一時抜去し、入院の上で、絶食中は4時間毎もしくは6時間毎のインスリンスライディングスケール対応＊と持効型溶解インスリン製剤（緊急時対応の投与量）を皮下注射してください。翌日も絶食の状態で補液し、且つ、インスリンスライディングケール対応＋持効型溶解インスリン投与のままで問題ありませんが、長期連休の場合には、食事開始とともに各食直前のインスリン投与（超速効型インスリン製剤）も開始してください。

　上記の病態に至っていない患者さんの問い合わせには、カルテの記載を参照してご回答ください。多くの医療機関では、カルテに緊急時対応として、強化インスリン療法でのインスリン投与量（単位）を記載しています。不安に感じている患者さんには、当日はインスリンを投与し、翌日、糖尿病内科を受診いただくか、外来に問い合わせていただくようにお伝えください。

【低血糖が起きた患者さんへの対応】

　意識レベルがクリアで経口摂取が可能な場合は、まずブドウ糖の摂取を促した後、基本的にはインスリンポンプはそのまま使用を継続して、それまで投与していたインスリン投与量のプランの減量を指示してください。

例）各食直前のボーラスインスリン投与量を1〜2単位ずつ減量、基礎インスリンの投与量を0.05〜0.1単位/hrずつ減量するなど。

　その後も低血糖が続く場合や、意識レベルが低下し経口摂取が困難な場合は、インスリンポンプのメニューより注入を一時停止し、救急受診の上でブドウ糖の静脈内投与を行ってください。意識状態が改善すれば帰宅可能ですが、不安であればオーバーナイト入院として、翌日糖尿病内科医師へご連絡ください。

糖尿病内科医師または糖尿病専門医療スタッフが院内にいる場合には、遠慮なく、ご連絡ください。インスリンポンプを施行中の糖尿病患者さんが救急疾患で搬送された場合には、可能な限り院内の糖尿病内科医師にご相談ください。
不在で且つ対応困難な場合には、インスリンポンプ責任医師＿＿＿＿＿＿＿のPHSもしくは携帯電話までご連絡ください。

＊血糖値に応じてインスリン皮下投与量を加減する方法

～ SCC（SAP、CSII、CGM）研究会の紹介 ～

近年、プロフェッショナルCGM (continuous glucose monitoring) の利用が進むと同時に、インスリンポンプ療法にはリアルタイム CGM が加わった SAP（sensor augmented pump）療法という格段の進歩がありました。

しかし、急速に進歩するテクノロジーに対して、個々の施設では経験が限られてしまいます。

そこで、インスリンポンプ療法、SAP 療法、CGM、FGM（flash glucose monitoring）などにおける治療内容や解析指導の手法を共有し、患者さんに十分にフィードバックすることを目的として、2016年に SCC 研究会が設立されました。以後、約3～4ヵ月に1回のペースで、症例検討会を中心に開催しています。発起人である小出景子（永寿総合病院 糖尿病臨床研究センター）と池田富貴（順天堂大学大学院医学研究科 代謝内分泌内科学）が代表世話人を務め、鈴木亮（東京医科大学 糖尿病・代謝・内分泌内科）、辻野大助（東京慈恵会医科大学 糖尿病・代謝・内分泌内科）が世話人として運営しています。顧問は、門脇孝先生、渥美義仁先生、綿田裕孝先生、西村理明先生にご就任いただいています。

　SCC 研究会は日本メドトロニック株式会社をはじめとする企業との間で、報酬、特許使用料、日当、原稿料、研究費、講演料、贈答など申告に値する関係は存在しません。
　本書の制作において、日本メドトロニック株式会社が果たした役割は、写真の提供と数値ならびに用語の確認に限られました。

SCC 研究会事務局

永寿総合病院 糖尿病臨床研究センター内

〒110-8645 東京都台東区東上野 2-23-16

TEL：03-3833-8381（代表）

索　引

欧文索引

BBT ·· 2
BOT ·· 2
CareLink Pro ···················· 27、28
CGM ·············· 2、20、24、27、47、54
CSII ·· 2
DKA ························· 26、42、54、55
ISIG 値 ················ 20、25、34、48、49
ISIG 履歴 ······································ 20
lipoatrophy ······························· 16
lipohypertrophy ····················· 16
SAP 療法 ································· 2、3
SMBG ································ 4、27、54

和文索引

[あ]
アクティビティガード ············ 6、37
アラート ························· 32、40、54
アラーム ························· 25、40、54
アルコール綿 ························ 8、11、35
アルゴリズム ························ 30、31、32

[い]
遺失届 ··· 37
1 型糖尿病 ··································· 5
インスリン ··············· 2、3、5、7、8、11
－感受性 ···································· 29
－スライディングスケール ·········· 55
－製剤 ·························· 2、29、55
－注射療法 ······························ 2、3
－ポンプ ············ 2、3、6、20、41、54
－ポンプ療法 ······················ 2、3、31
－療法 ····································· 2、5

[え]
エンライトサータ ············ 9、21、23
エンライトセンサ
············ 9、20、21、22、23、36、38

[お]
オーバーテープ ···························· 23

[か]
カニューレ ··············· 8、11、18、19
－充填 ··············· 19、27、28、42、46
－の屈曲 ················· 18、19、42、43
－の閉塞 ································· 19、26
間質液 ····································· 4、20

[き]
基礎分泌 ·· 2
基礎レート ············ 13、24、26、27、29
機内モード ································ 13、38

[く]
クイックサータ ············ 7、10、18、35
クイックセット ··· 8、11、16、17、18、27
グルコース ···································· 4、20

[け]
血糖値 ···································· 2、4、13
血糖自己測定（SMBG） ····················· 4
ケトアシドーシス ·········26、42、54、55
ケトーシス ································· 54、55
ケトン体 ····································· 27、42

[こ]
効果値 ···································· 26、29、32
硬結 ·· 16、18、34
較正 ··························· 4、14、25、47、48
抗生剤軟膏 ································· 17
固定用テープ ························ 23、24
混合型インスリン ·························· 2

[さ]
残存インスリン ······ 13、29、30、31、32

[し]
持効型溶解インスリン ··········· 2、3、55
自己免疫反応 ································ 5
持続血糖モニター（CGM） ········· 2、54
持続皮下インスリン注入（CSII） ······· 2
シックデイ ································ 26、27
シルエット ············ 8、11、16、17、27
シルサータ ··································· 7、10

索 引

[す]
膵β細胞 …………………………… 5
スキンズ …………………………… 7
ステータスバー …………………… 13
ステロイド軟膏 ………………… 17、24
スヌーズ ………………… 25、47、51
スマートガード …………………… 30

[せ]
セルフテスト ………………… 36、46
センサグルコース値 ………………………
………………… 2、4、47、48、50、51
センサベース ……………………… 22

[そ]
速効型インスリン ………………… 2

[ち]
中間型インスリン ………………… 2
中性洗剤 …………………………… 35
注入セット …………………………………
……… 16、17、19、20、33、41、54、55
チューブ ………………… 16、19、26、33
－コネクタ ………………… 12、19
－の気泡 …………………………… 19
超速効型インスリン …… 2、3、8、11、55
チョコチョコ打ち ………………… 29

[つ]
追加分泌 …………………………… 2
通知ライト ………………… 12、40、54

[て]
低血糖 …… 25、29、30、50、51、54、55
テストプラグ ………………… 9、35、36

[と]
糖尿病ケトアシドーシス … 26、42、54、55
トランスミッタ … 4、9、13、20、23、34、
35、36、37、38、49、50
トランスミッタ充電器 ……………… 9

[に]
２型糖尿病 ………………………… 5
ニードルハブ ………………… 21、22、34
尿ケトン体試験紙 ………………… 27、42

[は]
配合溶解インスリン ……………… 2
パーソナルCGM ………………… 2
パラダイム インスリンポンプ 722 …………
………………………… 6、10、33
パラダイムリザーバ ……………… 11

[ひ]
皮膚被膜剤 ………………………… 17

[ふ]
ブドウ糖 ………………… 29、50、51、55

[へ]
ベルトクリップ ………………… 6、7、37
ペン型注射器 …………………… 2、3

[ほ]
保護膜形成剤 ………………… 17、24
補正インスリン ……………………………
26、27、29、32、43、44、45、46、50、51
補正ボーラス ………………… 27、29
ボーラス ……………………………
3、13、24、26、29、30、33、38、45、47
－ウィザード ………… 24、25、43、45

[み]
ミニメドクイックサータ … 7、10、18、35
ミニメド 600 シリーズ ……………………
………………… 6、12、13、37、54
ミニメド 620G システム …… 6、27、54
ミニメド 640G システム … 6、27、29、54

[め]
メッセージ ………………………… 40

[り]
リザーバ ……………………………
7、11、12、14、19、26、33、37、41、42
－の気泡 ……………………… 19

[れ]
レスタミン軟膏 ………………… 17、24

58

安心してインスリンポンプを使用するためのエッセンス

2018年7月25日　第1版第1刷発行

著者　　　小出　景子

　　　　　池田　富貴

　　　　　辻野　大助

　　　　　鈴木　亮

発行者　　羽場　一郎

発行所　　株式会社メディカル・ジャーナル社
　　　　　〒103-0013 東京都中央区日本橋人形町2-7-10
　　　　　http://www.medicaljournal.co.jp/
　　　　　TEL 03-6264-9720

表紙・DTP　タナカ印刷株式会社

印刷・製本　タナカ印刷株式会社

© Keiko Koide, Fuki Ikeda, Daisuke Tsujino, Ryo Suzuki, 2018
ISBN 978-4-908437-16-8　　　　　　Printed in Japan

落丁・乱丁の場合はお取り替えいたします。定価は表紙に表示してあります。

本書に掲載する著作物の複製権・翻訳権・上映権・譲渡権・公衆送信権（送信可能化権を含む）は（株）メディカル・ジャーナル社が保有します。
本書を無断で複製する行為（コピー、スキャン、デジタルデータ化）は、著作権法上の限られた例外「私的使用のための複製」を除き禁じられています。業務目的での複製行為は使用範囲が内部的であっても違法となり、また私的使用に該当する場合であっても代行業者等の第三者に依頼して上記の行為を行うことは違法となります。

JCOPY 〈（社）出版社著作権管理機構　委託出版物〉

本書の無断複製は著作権法上での例外を除き禁じられています。複製される場合は、そのつど事前に、（社）出版者著作権管理機構(TEL: 03-3513-6969, FAX: 03-3513-6979, e-mail: info@jcopy.or.jp)の許諾を得てください。